DU DANGER

DES

RIGUEURS CORPORELLES

DANS

LE TRAITEMENT DE LA FOLIE;

PAR

LE DOCTEUR BLANCHE,

DE MONTMARTRE,

Médecin des Hôpitaux de Paris (Section des Aliénés)

PARIS,

A. GARDEMBAS,

ANCIENNES MAISONS GABON, DEVILLE-CAVELLIN,

RUE DE L'ÉCOLE-DE-MÉDECINE, 10.

1839.

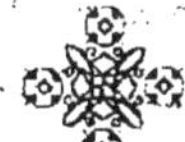

DU DANGER

DES

RIGUEURS CORPORELLES

DANS

LE TRAITEMENT DE LA FOLIE.

PARIS. — IMPRIMERIE DE BÉTHUNE ET PLON,
36, rue de Vaugirard.

DU DANGER

DES

RIGUEURS CORPORELLES

DANS

LE TRAITEMENT DE LA FOLIE;

PAR

LE DOCTEUR BLANCHE,
DE MONTMARTRE,

Médecin des Hôpitaux de Paris (Section des Aliénés).

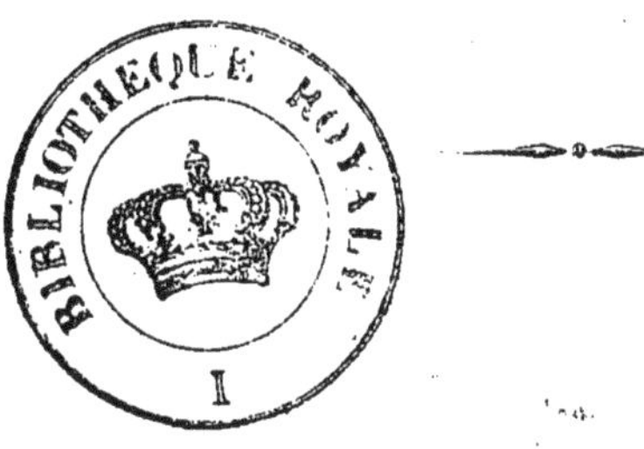

PARIS,

A. GARDEMBAS,

ANCIENNES MAISONS GABON, DEVILLE-CAVELLIN,

RUE DE L'ÉCOLE-DE-MÉDECINE, 10.

1839.

DU DANGER

DES

RIGUEURS CORPORELLES

DANS

LE TRAITEMENT DE LA FOLIE.

Dans un moment où la valeur des opinions en médecine se mesure moins à leur étrangeté, au nombre et aux titres de leurs partisans qu'à la solidité des principes sur lesquels ces opinions reposent, où l'empirisme fait place à la pratique et à la théorie, il importe au raisonnement de préciser et de rappeler à l'attention des praticiens les vérités irrévocablement acquises à la science, en démontrant les inconvéniens et les dangers des doctrines opposées qu'on a quelquefois cherché à leur substituer, mais en faveur desquelles on ne peut guère présenter que des raisonnemens spécieux, des exceptions isolées, des faits mal interprétés.

Au nombre de ces doctrines dangereuses et peu logiques, dont l'honneur de la médecine aussi bien que l'intérêt de l'humanité demandent justice, il faut compter celle qui tendrait à faire admettre les rigueurs corporelles non-seulement comme un moyen auxiliaire, mais comme la base du traitement de la folie. Méthode barbare, que l'esprit élevé de Pinel avait frappée de la plus éclatante réprobation, et que le génie philosophique et bienfaisant de notre époque croyait avoir vue disparaître pour toujours.

Cependant, quelques médecins se sont rencontrés de nos jours, qui, poussés sans doute par le désir quelquefois louable de se mettre en évidence, n'ont rien imaginé de mieux que de proclamer *la douche* comme un moyen suprême d'intimidation, et de faire jouer à la douleur qu'occasionne cette torture *physique*, le principal rôle dans le traitement moral de ces déplorables maladies de l'esprit. Si ces médecins n'invoquaient pas en faveur de leurs opinions le témoignage d'hommes haut placés dans la carrière de l'enseignement et de la pratique, et qui se sont ailleurs prononcés de la manière la plus formelle sur le danger des répressions corporelles et sur les immenses avantages d'un traitement purement moral, les mémoires consacrés au développement de cette prétendue découverte, ou plutôt de cette véritable torture, donnée comme une nouvelle conquête de la science, ne mériteraient pas à mes yeux un sérieux examen, mais l'espèce de consécration scientifique qu'a reçue l'un de ces mémoires, par son insertion dans les publications annuelles de l'Académie royale de Médecine (1), le nom imposant des rapporteurs, me forcent malgré moi de réfuter complètement cette façon barbare de guérir tant de malheureux qui, à ce traitement, perdraient le reste de leur raison, s'il leur en restait encore. Vingt années d'une expérience acquise au milieu des circonstances les plus favorables, m'ont rendu cette réfutation facile. Plus j'ai étudié avec soin cette partie importante de notre art, et plus je suis demeuré convaincu que, dans le traitement de la folie, les succès attribués aux violences médicales sont infiniment moins nombreux que les guérisons obtenues par une bonne direction morale imprimée aux malades, par un régime convenable, et par une douceur extrême; bien plus, dans une foule de circonstances, qui forment la majorité des cas, il vaut mieux s'en rapporter au temps et aux efforts de la nature bien dirigés, que de tenter des moyens hasardés qui sont rarement utiles et toujours dangereux. J'espère le démontrer ici.

L'auteur du mémoire que j'attaque admet d'abord,

(1) Mémoires de l'Académie royale de Médecine, tom. VII, année 1838, pag. 552 et suivantes.

comme tous les médecins qui ont écrit jusqu'à présent sur l'aliénation mentale, que les moyens employés pour ce traitement sont physiques ou moraux; il entend par les mots traitement physique, les *prescriptions médicales*, et par les mots traitement moral, *l'isolement*, *les conseils*, *les exhortations bienveillantes* et *les distractions*. Mais pourquoi donc l'intimidation ne figure-t-elle pas dans cette énumération des conditions morales au milieu desquelles la guérison peut être obtenue? M. Leuret se garde bien d'en indiquer même le nom parmi les moyens généralement employés; aurait-il l'envie de se ménager le droit de présenter cette ressource efficace comme une découverte qui lui soit propre? On est tenté de le penser, quand, à ne juger que par le titre du mémoire, on le croirait écrit en faveur du traitement moral, et qu'on reconnaît, à la lecture, que son unique but est de faire ressortir les avantages de l'intimidation, nous disons de l'intimidation présentée sous ses formes les plus dures, poussée dans ses conséquences les plus rigoureuses!

Cependant, il n'est pas un auteur, ayant écrit sur la folie, qui n'ait reconnu et déclaré que le traitement moral ne consistait pas seulement à s'emparer de l'attention des malades, à dominer leur intelligence, à gagner leur confiance; mais encore à leur inspirer de la crainte, à réprimer leur audace et à maîtriser leur fureur, en les intimidant.

Haslam, l'un des chefs de l'établissement d'aliénés le plus connu de l'Europe, celui de Bedlam, écrivait en 1794 (1) : « C'est un objet très-important de gagner la confiance des aliénés et d'exciter en eux des sentimens de respect, d'obéissance et même de crainte ; ce qui ne peut être que le résultat du discernement, d'une éducation distinguée, et de la dignité dans le ton èt les manières. Le chef d'une maison d'aliénés qui sera doué d'un caractère ferme et saura déployer dans l'occasion un appareil imposant de puissance morale parviendra toujours à exercer de l'ascendant sur ses malades, à les diriger et à régler leur conduite à son gré. S'il prévoit de la résistance de leur part, qu'il se fasse seconder par plusieurs hommes pour inspirer la crainte et obtenir sans peine et sans danger une prompte obéissance. »

Pinel, dont les écrits serviront éternellement de guide à tous ceux qui voudront étudier les égaremens de l'esprit humain en médecins philosophes et non pas en praticiens routiniers ; Pinel, ce philosophe charitable et bienveillant, qui apporta dans le traitement de la folie les sentimens de la philantropie la plus pure et la plus éclairée ; le même

(1) Observations on insanity with pratical remarks on the disease, etc. By John Haslam. London, 1794.

qui regarda comme un des plus beaux jours de sa vie celui où il vit tomber les chaînes des aliénés, brisées par ses soins et à ses risques et périls, n'a-t-il pas fait aussi de l'intimidation l'objet de préceptes judicieux qui trouvent d'assez fréquentes applications, et au développement desquels il a consacré plusieurs pages de son immortel ouvrage? « Une loi inviolable dans la direction de tout établissement d'aliénés, dit-il, c'est de déployer à propos la douceur ou la fermeté, des formes conciliatrices ou le ton imposant d'une autorité absolue et d'une sévérité inflexible (1). »

Enfin, le médecin qui de nos jours s'est acquis la renommée la plus étendue, et en même temps la plus méritée, dans le traitement de la folie, M. Esquirol, le digne élève de Pinel, dont il a suivi une à une les inspirations toutes puissantes, n'a-t-il pas, lui aussi, dans les paroles suivantes, récemment imprimées, reconnu qu'il est des circonstances où l'intimidation est d'un puissant secours? « On a pensé que le traitement moral appliqué aux maniaques consistait à raisonner, à argumenter avec eux; c'est une chimère, les maniaques ne peuvent assez maîtriser leur attention pour écouter et pour suivre les raisonnemens qu'on leur fait : quoique ces malades soient audacieux, téméraires,

(1) Traité médico-philosophique sur l'aliénation mentale; 2e édition, 1809.

ils se laissent facilement intimider. La crainte exerce sur eux un tel empire, qu'ils deviennent timides, tremblans, soumis devant les personnes qui savent leur imposer. La crainte, par son action débilitante, modère l'excès de leur irritabilité, et les dispose ainsi à écouter, à suivre les avis qu'on leur donne; mais il ne faut pas que ce moyen soit porté jusqu'à la terreur (1). »

Il est donc juste de dire qu'en prescrivant l'intimidation comme un moyen salutaire dans le traitement de la folie, on n'imagine rien de nouveau; même on ne fait que répéter ce qu'on trouve imprimé dans tous les ouvrages publiés sur cette matière, et qui depuis long-temps sont devenus comme une règle de conduite pour tous les médecins qui dirigent des établissemens consacrés aux aliénés.

Mais si ce n'est pas dans l'idée fondamentale, ne serait-ce pas du moins dans la forme, c'est-à-dire dans une manière toute particulière et toute nouvelle d'exercer l'intimidation, que le médecin dont je combats l'opinion prétendrait aux honneurs de l'invention, ou, tout au moins, du perfectionnement? On serait tenté de le croire, car il a fait de son opinion à cet égard le sujet, non pas d'une observation, d'une simple notice, mais d'une dissertation académique.

(1) Des maladies mentales considérées sous le rapport médical, hygiénique et médico-légal; 1838.

Pour résoudre complétement cette question, il faut savoir que M. Leuret considère l'intimidation bien moins comme un moyen préventif que comme un moyen coercitif, c'est-à-dire qu'entre ses mains c'est là un véritable châtiment, et ce châtiment formidable, il l'administre par des aspersions d'eau froide sur la tête de ses malades, en un mot par des douches. Mais avez-vous donc bien prononcé le mot *châtiment*, à propos d'un malade qui a perdu l'idée du juste et de l'injuste, du bon et du mauvais, plus innocent mille fois qu'un enfant? Mais quand vous ajouteriez encore à ce moyen atroce la flagellation, la fustigation, vous vous éloigneriez de plus en plus, bien certainement, des auteurs dont je viens d'exposer les opinions, et qui tous proscrivent les mauvais traitemens; or en ceci même, vous n'auriez pas le mérite de la nouveauté, car Celse, qui a donné d'excellens avis sur le traitement moral de la folie, n'en conseille pas moins, dans certaines circonstances, un système de moyens curatifs fondé sur les punitions sévères, la faim, les coups, les chaînes (1). On a même, dans les temps modernes, dirigé des établissemens publics et particuliers sur ces principes inhumains. Quelques médecins, nous sommes forcé d'en convenir, ont eu la faiblesse ou l'incurie de tolérer de

(1) Ubi perperam aliquid dixit aut fecit, fame, vinculis, plagis coercendus est (insanus). Celse, lib. III, cap. XVIII.

semblables abus; mais aucun d'eux, que je sache, n'avait pris ouvertement la défense d'une semblable manière de procéder. C'est ainsi qu'un fermier, ou plutôt un bourreau du nord de l'Écosse, d'une stature colossale, s'était rendu fameux pour le traitement de la folie. Sa méthode consistait tout simplement à livrer les aliénés aux travaux les plus pénibles de la culture, et à les réduire à l'obéissance par des violences exercées sur le malade au moindre acte d'insubordination. Il existait aussi dans le midi de la France, à une époque assez rapprochée de nous, un établissement monastique très-renommé, dans lequel était adopté un plan de traitement basé sur de semblables moyens : quand un fou devenait furieux, faisait du bruit, refusait de se coucher ou de se nourrir, on lui intimait l'ordre précis de faire autrement, on le prévenait que son obstination dans ses écarts serait punie le lendemain de dix coups de nerf de bœuf. L'exécution de l'arrêt ne se faisait jamais attendre, et s'il était nécessaire on la renouvelait à plusieurs reprises. Willis lui-même a sacrifié à cette opinion, triste héritage des temps d'ignorance et de barbarie, puisqu'il permettait aux gardiens qui conduisaient les aliénés à la promenade, de les maintenir par tous les moyens possibles, et même de punir leur fureur par des coups. « N'en est-il pas ici, dit à cette occasion Pinel, comme de l'éducation de la jeunesse ? on avait autrefois consacré et érigé en principe les étrivières et les férules; Montaigne a écrit un beau chapitre à ce sujet. »

Quelque barbare que paraisse le système des rigueurs corporelles, et quelqu'ancien qu'il soit, est-ce à dire cependant que, si une inspiration soudaine ou de nouveaux faits étaient venus en révéler les avantages, il faudrait le repousser et lui refuser tout examen? Non sans doute, car pour ce qui est de son ancienneté, ne revient-on pas tous les jours en médecine à des méthodes abandonnées ou méconnues? et pour ce qu'il offre de cruel et d'inhumain, comme le dit fort bien M. Leuret : « Quand on voit le but, on se dévoue, on prend courage, et l'on n'hésite plus sur le choix des moyens à employer, quelque *douloureux* qu'ils puissent être. En chirurgie, on ne craint pas de faire souffrir un malade pour lui enlever un membre dont la conservation est devenue impossible : pourquoi craindrait-on, quand la raison est viciée, d'entreprendre de la rétablir au prix de quelques sacrifices? »

Ce raisonnement est fort juste, mais pour avoir le droit de ne pas hésiter sur le choix des moyens et de ne pas reculer devant le plus douloureux de tous pour celui qui le reçoit et pour celui qui l'inflige, il faut être bien convaincu de l'excellence, ou du moins de la supériorité de ces moyens. Or la conviction en médecine vient ou du raisonnement, c'est-à-dire de l'appréciation physiologique, ou de l'examen pur et simple des faits, c'est-à-dire de l'observation. Ainsi, pour ne pas sortir de l'exemple cité par M. Leuret, quand un chirurgien ampute un membre à la suite d'une fracture comminutive, il dit : Quelque moyen qu'on emploie, ce membre ne sera jamais rendu à ses usages, mais l'inflammation éliminatoire déterminée par la présence de cette foule d'esquilles occasionnées par l'écrasement de l'os, emportera très-probablement le malade ; l'amputation est donc la seule voie de salut : et il ampute ; il agit d'après des raisonnemens dont la conservation du malade ne tarde pas à lui démontrer la justesse. Le médecin qui, ayant appris que de malheureux Indiens affectés de fièvres intermittentes s'étaient guéris en buvant l'eau d'une mare dans laquelle avait macéré un pied de quinquina, employa une décoction de cette substance pour guérir de semblables maladies, fit de la science par la simple observation. Le raisonnement du premier et l'observation du second ont eu des conséquences propres à entraîner la conviction, et dignes d'être érigées en principes pour servir de guide dans des circonstances analogues.

Sur quels raisonnemens M. Leuret fonde-t-il sa méthode de traitement, si toutefois méthode il y a? Sur ce qu'il se rencontre un grand nombre d'aliénés *chez lesquels des idées fausses et des sensations anormales constituent toute la maladie, et chez lesquels l'intelligence n'est pas détruite, mais seulement viciée;* d'où M. Leuret conclut *que pour ramener leur raison, il ne faut que détruire le point de départ de leurs pensées et de leurs idées délirantes;* et tout consiste, suivant lui, *à les attaquer en face, à ne leur faire aucune concession, à les forcer à parler sensément; et dût-on d'abord n'obtenir d'eux que des paroles arrachées de leur bouche et réprouvées par leur esprit, il faudrait encore les contraindre à prononcer ces paroles.*

En vérité, quand on lit de pareilles découvertes, on est tout disposé à croire, ou qu'elles ne sortent pas de la plume d'un médecin, ou bien qu'elles sont écrites par un médecin qui n'a jamais vu d'aliénés. Soutenir qu'il existe des fous dont la maladie consiste en *idées fausses* et en *sensations anormales,* c'est-à-dire tous les fous, excepté ceux qui sont dans la démence et l'idiotisme; mais c'est là n'établir aucune différence entre la manie générale, la manie sans délire, la monomanie et ses variétés infinies, l'hypochondrie et même le délire aigu dans lequel aussi *les idées sont fausses et les sensations anormales :* toutes ces maladies, qui ont leur siége dans le même organe, le cerveau, n'en sont pas moins distinctes les unes des autres et ne se ressemblent pas plus, dans leurs causes et leurs symptômes, que la pleurésie, la pneumonie, le catarrhe pulmonaire et la phthisie, dont le siége commun est le poumon. Or, croiriez-vous donc agir d'après les lois d'une saine logique, en forçant un malade affecté d'une pneumonie à respirer librement? Non sans doute, pas plus qu'en voulant forcer un boiteux à marcher droit et un sourd à savourer les charmes d'un opéra de Meyerbeer. Pourquoi voudriez-vous alors forcer un fou à raisonner comme un homme sain d'esprit? L'instrument de la pensée n'est-il pas chez ce malheureux dans un état pathologique qui l'empêche de remplir ses fonctions, et dans ce cas, n'est-il pas du devoir du médecin de modérer l'excitation de ce cerveau malade?

Il ne faut guère être un grand médecin pour être ici de notre avis, et pour déclarer injuste, absurde et cruel l'affreux conseil donné, en thèse générale : *de faire éprouver à un aliéné des souffrances morales plus vives que celles qu'il endure, de l'attaquer, de le harceler quand il est inoffensif et qu'il ne réclame que du repos.* Non-seulement c'est là un acte qui *ressemble à la cruauté*, mais encore c'est une hérésie médicale, une fatale erreur de jugement, un épouvantable sophisme. « Que de qualités rares, quel zèle, quel discernement, dit Pinel, quel heureux mélange d'une fermeté imposante et d'un cœur compatissant et sensible ne faut-il pas pour diriger des êtres intraitables, soumis à tous les travers et quelquefois à tous les emportemens d'une fureur aveugle, sans qu'on ait d'autre droit que celui de les plaindre? C'est assez indiquer combien la détermination courageuse et imposante, nécessaire auprès d'eux, mais exclusive de tout outrage, exempte de tout sentiment d'aigreur et de colère, diffère de la dureté grossière, des coups, j'ose dire des traitemens atroces et quelquefois meurtriers qui peuvent se commettre dans les hospices d'aliénés. » Je voudrais bien voir enfin les prôneurs des rigueurs corporelles méditer comme il convient ces sages paroles; ils y trouveront la condamnation la plus formelle des raisonnemens sur lesquels ils auraient pu fonder la méthode de traitement qu'ils ont le courage, pour ne pas dire la témérité, de proposer. Si la voix de Pinel ne leur semblait pas une autorité assez imposante aujourd'hui, je leur opposerais les propres expressions de M. Esquirol, dont ils invoquent à tort l'exemple et le témoignage, et qui s'exprime ainsi (1) : « Pour convaincre le maniaque, ne permettez jamais qu'on ait recours aux mauvais traitemens : ils avilissent, dégradent, ou provoquent la colère, et la colère du maniaque, c'est la fureur. Ménagez la susceptibilité *de tous les aliénés*, particulièrement de ceux qui étaient accoutumés à la politesse des mœurs des grandes

(1) Ouvrage cité, pag. 187.

villes et des classes élevées de la société. Des punitions arbitraires, la réclusion prolongée, les coups, les propos grossiers, les menaces *irritent, loin de calmer*. Si la répression est nécessaire, exercez-la sans emportement, sans brutalité, sinon le maniaque ne verra que colère dans votre conduite. » Où donc sont les conseils et l'exemple donnés par M. Esquirol, *d'attaquer et de harceler* sans cesse les aliénés ? M. Esquirol agirait-il dans sa pratique particulière autrement qu'il ne parle dans ses écrits ? C'est une supposition que personne n'a le droit d'admettre ; elle est repoussée avec indignation par tous ceux qui ont assisté aux leçons de cet honorable maître, et qui tous ont été frappés des heureux résultats obtenus par les voies de cette douceur toute puissante sur les esprits faibles, qu'il a sans cesse préconisées. Parcourons s'il vous plaît les deux hôpitaux de Paris où l'on admet les aliénés ; nous verrons que tout est disposé aujourd'hui dans ces deux établissemens pour faire prévaloir le traitement moral et détruire jusqu'à l'apparence des actes de rigueur. A la Salpêtrière, les traditions de Pinel et les exemples de M. Esquirol ne sont point oubliés, la douceur, la bienfaisance, l'inaltérable bonté de M. Pariset secondent puissamment les ressources de son esprit ingénieux dans le traitement des maladies mentales ; et avec quelle admirable zèle et quelle touchante philantropie l'honorable M. Desportes n'a-t-il pas organisé cette partie du service dans cet hospice, où près de 500 malheureuses femmes sont annuellement traitées, et dont un plus grand nombre encore sortiraient guéries si les inspirations d'une bonté toute paternelle étaient mieux comprises? Et à Bicêtre, peut-on pousser plus loin la confiance dans le traitement moral que ne le fait le savant M. Ferrus, digne élève de Pinel, celui qui, par sa persévérante sollicitude, a obtenu, avec une foule d'autres importantes améliorations, qu'une ferme véritable fût mise à la disposition de ces heureux malades? il les a doucement jetés dans les préoccupations de la vie champêtre, à ce point que les aliénés, même ceux qui sont saisis de la monomanie homicide, jouissent d'une certaine liberté dans la campagne, où leurs travaux ne sont pas inutiles.

Voulez-vous une preuve de la manière bienveillante dont M. Ferrus entend le traitement de la folie? lisez avec attention les comptes rendus dans les journaux scientifiques des leçons cliniques de ce médecin, vous y verrez l'observation suivante, que je ferai suivre d'une autre qui lui appartient aussi, et qui a été recueillie dans son dernier cours.

Un jeune homme se disant le fils de Napoléon est amené à Bicêtre dans l'état de la plus violente agitation. M. Ferrus arrive à l'instant même où les gens de service allaient fixer le malade, c'est-à-dire lui mettre le gilet de force; il demande à ce malade qui il est. — Je suis le fils de l'empereur, lui répond-il. — J'ai été médecin de votre père, lui dit M. Ferrus, venez causer près de moi, vous m'exposerez vos griefs, et je vous ferai donner satisfaction. A ces mots, il l'entraîne familièrement, bras dessus bras dessous, vers les arbres qui garnissent la cour, et, lui demandant la cause de son agitation, il en apprend qu'il a fait vingt-cinq lieues à cheval. — Mais, lui objecta-t-il aussitôt, vous devez savoir que lorsque S. M. l'empereur et roi, votre auguste père, avait fait de semblables courses, ce qui lui arrivait souvent, il ne manquait jamais de se mettre au bain. Le malade offrit presque de lui-même d'en faire autant, et il se mit au bain en effet. Encouragé par ce premier succès, M. Ferrus lui prit le bras et lui dit : — Savez-vous que votre majesté a le pouls fort, dur, agité, et qu'elle ferait bien de se faire tirer un peu de sang? non pas au bras, car cela pourrait vous empêcher de signer vos ordres, mais à une petite veine du cou. Le malade consentit à se faire saigner. En quinze jours, le fils de Napoléon, saigné, baigné, consolé, était redevenu tout simplement le fils de son père. Au contraire, menacez ce pauvre diable, donnez-lui des coups et des douches, vous n'avez plus qu'un fou incurable, et il meurt dans son délire, en appelant l'empereur à son secours!

Un ancien officier, par suite d'une mutilation précoce et de quelques événemens politiques auxquels il avait pris part, est arrêté dans sa carrière, et il tombe dans une position voisine du besoin. Il se livre avec ardeur à des entreprises industrielles, et, cette fois encore, ses espérances sont déçues. Alors, voilà son esprit qui s'exalte; il veut obtenir un emploi, il conçoit des projets gigantesques, il ne réussit à rien; enfin, il devient fou : son délire est au comble, son caractère paraît indomptable. M. Ferrus n'exige d'abord de cet homme autre chose sinon qu'il parle avec assez de calme et de lenteur pour que l'on puisse saisir et comprendre parfaitement toutes ses paroles : il écoute avec patience les récits les plus longs et les plus extravagans, il feint de croire que le pauvre officier a été, en effet, la victime des plus criantes injustices, et que son mérite a été complètement méconnu; celui-ci, en retour de ces soins touchans, accorde sa confiance et réclame avec la plus vive instance de semblables entretiens. Ce premier résultat obtenu, des réflexions douces et habilement présentées font comprendre peu à peu au malade à quel point la vivacité, l'emportement de son caractère l'ont porté à exagérer ses griefs contre les hommes dont il sollicitait l'appui. Si bien que, après un mois environ de ce traitement moral, et un mois de convalescence, M. X. X. sort de Bicêtre beaucoup plus sage et plus résigné à son sort qu'il ne l'avait jamais été.

Nous le demandons de bonne foi, comment concilier cette manière si habile d'appliquer le traitement moral à la guérison des maladies mentales, avec l'appui que l'on cherche à trouver en faveur du traitement opposé, dans la permission qu'aurait accordée cet honorable médecin de faire dans le service de Bicêtre, dont il est le seul chef, les expériences sur lesquelles est basé le principe des rigueurs corporelles dont nous cherchons à démontrer les inconvéniens et les dangers? Nous voulons bien nous contenter de supposer que ces expériences ont été faites à son insu, car dans son service tout est disposé pour un service contraire.

Nous pourrions puiser dans l'étude psychologique du mécanisme de l'entendement humain de nouveaux argumens contre l'emploi des répressions corporelles dans le traitement de la folie ; mais ce que nous venons de dire et de citer suffit pour démontrer que le raisonnement dépose nécessairement contre les assertions de M. Leuret. Les faits qu'il rapporte en faveur de son opinion sont-ils plus concluans que les nôtres? C'est ce que nous allons examiner, et nous ne doutons pas que, réduits à leur juste valeur, ces faits-là ne viennent, au contraire, nous fournir de nouvelles armes pour démontrer la nullité complète du système dont la douche forme le principal élément.

Ces faits-là ne sont d'ailleurs qu'au nombre de quatre; et, quand bien même ils feraient triompher l'opinion de M. Leuret, ils seraient tout-à-fait insuffisans pour ériger en principe un traitement que ce médecin donne comme *fort différent de celui qui est usité en pareil cas.* De ces quatre faits, deux ne sont indiqués que d'une manière très-sommaire et, il semble, pour faire nombre. Ce sont deux observations d'individus qui s'étaient imaginés, eux aussi, être les fils de Napoléon; l'un, âgé de vingt-cinq ans et malade depuis neuf mois, aurait été guéri en deux mois par la douche et *l'injonction très-positive de changer ses discours et ses manières;* l'autre, malade depuis dix-neuf ans, et placé à Bicêtre dans la section des aliénés incurables, aurait cédé en deux jours. L'absence totale de renseignemens sur les circonstances au milieu desquelles s'est développée la maladie de ces deux monomaniaques, aussi bien que sur les méthodes de traitement employées dès l'origine, empêche de porter un jugement sur ces deux faits; car il ne suffit pas de dire que tel moyen a réussi, il faut encore mettre le lecteur à même de juger si des moyens plus simples n'auraient pas réussi tout aussi bien et, peut-être, plus efficacement : rien ne peut donc nous empêcher d'admettre que ces deux malades ont guéri moins par la douche que malgré la douche.

Quant aux deux autres faits, ils sont rapportés fort au long, puisque leur exposé forme la presque totalité du mémoire de M. Leuret. Le premier est fourni par un nommé Vincent, chapelier ambulant, âgé de vingt-six ans. Cet homme, croyant avoir de nombreux et dangereux ennemis, se persuade que les personnes qui habitent la même maison que lui ont conjuré sa perte; il va se plaindre au commissaire de police des persécutions qu'il dit éprouver de leur part : on l'envoie à Bicêtre, le 13 février 1838. A l'aspect de cet homme, M. Leuret reconnaît qu'il a affaire à un malade obsédé par des hallucinations; il écoute ses plaintes, et quand il a fini, il se retourne vers les élèves et leur dit : « Tenez, Messieurs, voilà un de ces mauvais sujets comme la police nous en envoie de temps en temps; un vagabond qui compte trouver ici de la nourriture sans être obligé de travailler, ou peut-être pis encore. Vous ne croyez pas plus que moi que cet homme pense un mot de ce qu'il vient de vous débiter. Une machine infernale contre un individu de sa façon! Tout cela a-t-il la moindre vraisemblance? » Il ordonne de faire travailler et de surveiller Vincent. Celui-ci travaille et se tait.

Le lendemain, même doute ironique sur la position de Vincent, même système de moquerie dédaigneuse et injonction d'écrire à ses parens de venir le réclamer.

Il consent à sortir, mais il refuse d'écrire. Bien vite la douche; il promet de se soumettre à ce qu'on exigera de lui; il reconnaît même le défaut de fondement et l'absurdité de ses craintes. Les jours suivans, il continue de s'occuper, et quand on lui parle de ses visions, il s'empresse de dire qu'il n'y croit plus. On n'en continue pas moins les propos plaisans et le ton de moquerie, et on lasse si bien sa patience, que le souvenir des folies qu'il a débitées lui devient désagréable et même pénible. Le 8 mars suivant, c'est-à-dire moins d'un mois après son admission à l'hospice, on lui accorde sa sortie.

Voilà, certes, un exemple et même un exemple remarquable de guérison; mais l'attribuer à l'intimidation et, surtout, à la douche, ne serait-ce pas se bercer de l'illusion la plus complète et céder à l'entraînement de la prévention la plus évidente? Qu'a fait M. Leuret dans ce cas? Il a vivement détourné l'attention de Vincent de ses idées délirantes en lui laissant croire que s'il persistait dans ses assertions, il le prendrait pour un fripon et non pour un *fou*. Le soupçon de friponnerie qu'on lui témoigne tout de suite, et le ton méprisant sur lequel ce soupçon fut unanimement manifesté, firent sur son esprit une impression profonde, une diversion qui lui imposa l'obligation de se taire dans la crainte qu'on n'eût de lui une opinion qui le blessait d'autant plus vivement qu'en réalité il était honnête homme. M. Leuret n'a fait en cela que se conformer très-ponctuellement au conseil de M. Esquirol qui s'exprime à cet égard en ces termes : « On réussit à arrêter l'attention de ces malades en excitant leur étonnement, leur surprise ; on contribue à leur guérison par des secousses morales, des impressions vives et inattendues ; mais il ne faut pas oublier que, pour réussir, l'impression doit être vive, énergique et suscitée dans les premiers instans de l'isolement. » C'est-à-dire, comme l'a fait M. Leuret, dès l'entrée du malade dans l'établissement où il doit être soigné, conseil que mettent journellement en pratique les médecins dirigeant des maisons d'aliénés, et dont j'ai moi-même tiré le parti le plus avantageux dans une foule de circonstances, dont voici une des plus remarquables.

En 1828, une dame de trente ans, d'un tempérament nerveux, d'un caractère bizarre, élevée dans l'aisance et les goûts capricieux que donne la fortune, éprouve dans son intérieur de vives contrariétés et devient maniaque. Dans le trouble de ses idées elle se croit poursuivie par des ennemis qui s'acharnent à sa perte et que conduit un esprit malfaisant qu'elle voit sans cesse et qu'elle accuse de tous ses malheurs. Cette idée, vague d'abord, prend, au milieu de sa famille qui, pour ne pas l'irriter, s'apitoie avec elle sur son malheureux sort, un caractère de fixité qui constitue en peu de temps une monomanie régulière. Elle m'est présentée deux mois après le début de cette affection. Averti par son trop complaisant époux des circonstances au milieu desquelles sa raison s'était égarée, je lui demande brusquement ce qu'elle éprouve et quels soins elle vient réclamer de moi. Elle se met aussitôt à me faire l'historique de ses craintes, à me raconter ses visions, et elle me demande si je ne pourrais pas la débarrasser des importunités de l'*esprit* qui l'assiégeait sans cesse? Je l'écoute froidement et l'interromps tout à coup pour lui dire que je pardonnerais tout au plus des idées aussi ridicules à une jeune fille qui voudrait se faire remarquer, mais qu'elles sont indignes d'une respectable mère de famille, à moins qu'elle ne soit idiote. Ces paroles, prononcées avec force et l'accent d'une profonde conviction, font sur elle une si forte impression, que, dès le lendemain, elle ne me parle que confuse et en rougissant de son *esprit malfaisant*, et qu'en moins de quinze jours elle est débarrassée de toutes ses hallucinations.

Dans le cas du malade Vincent, n'aurait-on pas pu s'abstenir de la douche, comme je me suis abstenu moi-même de tout moyen coercitif dans l'observation que je viens de rapporter, et qui a certainement avec la précédente la plus grande ressemblance, pour ne pas dire une parfaite identité? Je le pense, et toute personne qui aura suivi attentivement l'exposé de cette observation sera de mon avis, car l'impression morale opérée chez ce malade a eu son résultat dès le moment où elle a frappé. La tranquillité de Vincent et les concessions obtenues avant l'administration de la douche, devaient faire prévoir la terminaison favorable de la maladie et démontrer l'inutilité de tout acte de rigueur corporelle, qui pouvait plutôt compromettre que faciliter l'effet du traitement moral. J'en demande pardon à M. Leuret, mais il me semble qu'il a agi dans cette occurrence comme un médecin qui, se faisant illusion sur les effets des vésicatoires, en appliquerait un sur un membre luxé, après avoir, toutefois, réduit la luxation, et lui attribuerait le mérite de la guérison. Bref, M. Leuret et moi avons tout simplement mis brusquement en jeu l'amour-propre de nos malades, c'est-à-dire substitué un sentiment profond de vanité à une idée délirante; mais nous devons humblement reconnaître que le moyen n'est pas nouveau et qu'il n'est applicable qu'à certains cas que l'expérience seule apprend à distinguer.

La seconde observation citée par M. Leuret à l'appui de son opinion sur ce qu'il appelle un nouveau traitement moral de la folie, loin d'être plus conforme à cette opinion, est tout aussi attaquable que la première. C'est celle d'un M. Théodore qui a perdu la raison depuis 1830 et qui est resté dans une grande agitation et dans un délire continuel jusqu'au commencement de 1838, époque à laquelle M. Leuret lui a appliqué son traitement. C'est un homme robuste, qui depuis son entrée à Bicêtre, se croyant sans doute victime de quelque injustice, crie autant que dure le jour pour faire entendre, dit-il, sa défense.

Il travaille, d'ailleurs, assidûment à la terre avec les autres aliénés; ses cris et ses plaintes ne cessent que la nuit, ou quand il est dans une chambre avec plusieurs personnes, et cela dans la crainte d'incommoder ses voisins ou ses compagnons d'infortune par des cris qui, proférés dans un lieu clos, ne pourraient contribuer à lui faire rendre justice. Si, malgré ses cris, son air robuste et sa mise négligée, on ne craint pas de l'aborder, et si on lui adresse la parole, on obtient quelques réponses justes, entremêlées de paroles décousues et proférées à haute voix... Ce qu'on savait, d'ailleurs, de cet homme, c'est qu'il était dans l'hospice depuis 1831, qu'à l'époque de son entrée il prétendait que Louis-Philippe était son oncle, et la duchesse de Berry sa femme; enfin, qu'il criait toute la journée. C'était un ancien employé du ministère des finances.

Les moyens mis en usage pour rendre ce malade à la raison étant restés sans succès (quels sont ces moyens? il est fâcheux qu'on ne le dise pas), on l'avait placé dans la section des incurables environ un an après son entrée dans l'hospice. « Au commencement de février 1838, dit M. Leuret, ne le connaissant encore que par ses cris, j'entreprends, sinon de le traiter, du moins de l'étudier. Pendant une quinzaine de jours, je lui fais des avances auxquelles il répond poliment; il me rend mon salut, et aux questions que je lui adresse sur sa santé, il répond qu'il va bien, donne volontiers la main, mais la main gauche seulement, et l'on ne parvient pas à fixer son attention plus de quelques minutes de suite. Je voulais tenter si M. Théodore se rendrait à l'offre d'un dîner. Doux et bienveillant comme il paraissait être (et comme il était effectivement), j'avais dû penser que, chez moi, il ferait quelque effort pour devenir attentif et mettrait dans ses idées un peu de suite : il refusa mon invitation... Mon projet n'ayant pas réussi, je changeai de système, parce que je compris que les voies de la douceur et de la persuasion ne me mèneraient à rien.»

Sur quoi se fonde-t-on pour avoir si vite ce pressentiment d'insuccès? Est-ce sur la réponse que fit M. Théodore à l'invitation? Mais jamais réponse ne fut faite en termes plus polis, plus mesurés, j'oserais presque dire plus sensés; car, à part quelques mots incohérents qui forment un post-scriptum, et qui résument les choses sur lesquelles roulait le délire, elle respire une exquise gratitude, et décèle un esprit cultivé et pénétré du sentiment des convenances. La voici presqu'en totalité : « Je suis aussi agréablement surpris que flatté de l'aimable invitation de M. Leuret; en éprouvant un vif regret de ne pouvoir m'y rendre, je renvoie à d'autres jours, peut-être non fort éloignés, de tels instans de plaisir. L'expérience et le bon vouloir de mon hôte suppléeront sans peine aux raisons que je pourrais donner pour un refus que le cœur ne partage pas, mais que mille convenances m'imposent. »

Si le langage d'un aliéné pouvait détourner de l'idée d'un traitement violent et rigoureux, c'était assurément celui qu'a tenu ce pauvre M. Théodore dans sa réponse. Tout médecin partisan du traitement moral basé sur les consolations, les sages condescendances, sur l'offre d'une bienveillante protection, eût été trop heureux de trouver une si belle occasion d'appliquer ce traitement et n'eût pas douté de son succès; mais M. Leuret, fatigué sans doute de se traîner dans la route battue de la prudence et de la logique, soumet sans hésitation cet infortuné et intéressant malade aux tortures de la douche, ayant bien soin surtout de choisir la plus forte.

La première tentative n'a aucun succès; malgré les promesses arrachées par la crainte et la douleur, M. Théodore se livre dès le lendemain à ses cris ordinaires.

M. Leuret, armé d'un courage vraiment inquisitorial, fait de nouveau amener son patient dans la salle des bains et se dispose à lui faire derechef administrer la douche, mais entourée cette fois de tout l'appareil qui peut augmenter l'effroi qu'elle inspire. Ayant, cependant, appris que M. Théodore ne sortait jamais sans porter avec lui, même dans les champs, un énorme paquet de papiers, sur lesquels il enregistrait depuis long-temps toutes ses plaintes et ses projets, et étonné *d'avoir pu ignorer jusque-là cette circonstance* (ce qui ne prouve pas une bien grande habitude d'observation), M. Leuret, avant d'administrer la douche, fait apporter du feu et brûle tout le paquet de papiers, *mais lentement, cahier par cahier, et en motivant chaque fois son exécution.* Le malade manifeste ses regrets par de gros soupirs, et finit par promettre de se soumettre aux recommandations qui lui sont faites, et déclare qu'il se livrait à ces écritures dans tous ses momens de loisir, et que le peu d'argent qu'il gagnait était destiné à l'achat du papier, des plumes et de l'encre qu'elles nécessitaient.

« Dès ce moment, s'écrie M. Leuret, je suis certain de le guérir. Mais avant de songer à pénétrer entièrement dans son esprit pour connaître toutes les idées qui l'obsèdent, je crois nécessaire de lui faire prendre un exercice intellectuel. »

Effectivement, sous l'influence de ces exercices intellectuels auxquels se prêtent les élèves qui prennent tous intérêt à M. Théodore, et se font une règle d'attaquer successivement toutes ses idées fausses à mesure qu'ils les découvrent, ce malade se trouve bientôt en état d'occuper un emploi de veilleur des autres malades. Au bout de trois mois, il était assez bien pour exprimer ainsi les souffrances qu'il avait endurées : « Tout ce qui s'est passé, et qui peut à chaque instant se réitérer, m'a jeté dans un état de trouble, de crainte, de frayeur, de tremblemens indicibles, et de toutes les minutes. C'est à chaque moment comme si on m'arrachait la chair avec des tenailles. Je me renferme nuit et jour dans le plus absolu silence, jusque dans les moindres choses, tant ma crainte est grande, et quelques conséquences que ce silence ait pour moi. »

Tel est le principal fait sur lequel M. Leuret a fondé sa prétendue méthode. Aux yeux de toute personne dépourvue de prévention, ce fait est la condamnation la plus formelle de cette méthode, car il fait ressortir tous les heureux résultats du traitement moral, basé sur la destruction et l'éloignement des objets qui entretenaient le délire et sur l'obligation imposée au malade de se livrer à des exercices intellectuels tout nouveaux, réguliers et progressifs. Chez M. Théodore la première de ces deux indications a été remplie du moment où on a eu le soin de brûler toutes les immenses paperasses sur lesquelles s'exerçait son délire et par l'impossibilité où on l'a placé de pouvoir écrire ; la seconde, par les lectures et les entretiens familiers auxquels on l'a soumis. Que M. Leuret revoie cette observation et étudie de nouveau les nombreux détails dans lesquels il s'est plu à entrer, et il reconnaîtra que la douche a été inutilement, disons mieux, injustement administrée; je crois même, pour mon compte, que les rigueurs physiques, continuées chez M. Théodore, l'auraient promptement conduit de la folie à la démence, vers laquelle la taciturnité habituelle de son caractère et l'ancienneté de sa maladie l'attiraient naturellement.

Telle est la force de la vérité envers les esprits même les plus prévenus, que M. Leuret, dans son enthousiasme pour la douche, ne peut s'empêcher de reconnaître qu'*il y a pourtant des caractères qu'elle ne peut dompter*. Il avoue même avoir trouvé dans ce cas trois malades, chez l'un desquels M. Ferrus a obtenu les plus heureux résultats par *les voies de la douceur, quelques cadeaux et de bons traitemens*. Or, en admettant que les quatre observations rapportées par M. Leuret déposassent positivement en faveur du traitement de la folie par les rigueurs corporelles, était-il prudent de proclamer l'excellence de ce traitement, quand on possède un nombre à peu près égal de faits qui viennent l'infirmer d'une manière incontestable et, surtout, quand on a contre soi l'opinion des hommes que leur savoir et leur expérience ont rendus les juges les plus compétens dans de semblables matières, comme on peut le voir par l'observation suivante rapportée par Pinel, notre maître commun (1)?

Un jeune homme de 22 ans, d'une constitution robuste, avait éprouvé des revers par les événemens de la révolution ; il s'exagère les maux de l'avenir et tombe tout-à-coup dans une fureur maniaque des plus violentes. On le soumet au traitement de la manie aiguë dans une ville de son département, et on prodigue surtout les bains froids dans lesquels on avait l'habitude de le plonger brusquement en lui liant les membres. Son délire était de se croire général autrichien, et sa fureur redoublait au moment du bain, parce qu'il n'y voyait qu'un oubli coupable des égards dus à son rang. Un pareil traitement ne faisant qu'empirer son état, ses parens se déterminèrent à le confier à mes soins. Il parut très-emporté lors de ma première visite, et je sentis la nécessité de me prêter à son illusion pour gagner sa confiance. Toujours témoignage de déférence et de respect; toujours appa-

(1) Ouvrage cité, pag. 323.

rence d'être disposé plutôt à recevoir des ordres de lui qu'à lui en donner. Je ne parlai plus de bains; il fut traité avec douceur et eut la liberté de se promener à toute heure dans un jardin agréable. Ces objets de diversion, l'exercice du corps et des entretiens familiers ramenèrent peu à peu le calme; au bout de trois mois, il n'existait plus de traces de son délire... A sa sortie, il s'est rendu dans une campagne où il se partage depuis dix ans entre l'étude du cabinet et les soins de la culture, sans avoir manifesté le moindre signe de son ancienne maladie. »

Je possède aussi un grand nombre d'exemples qui prouvent que les monomaniaques ne guérissent pas tant qu'on laisse entre leurs mains les livres et les autres écrits qui traitent des matières sur lesquelles roule leur délire. Je me contente d'en rapporter un seul.

Madame R*** perd son mari à trente-six ans et se trouve obligée de se séparer d'un fils unique qui, se destinant à la carrière des armes, entre dans une école militaire. Elle cherche une distraction dans des exercices de piété qu'elle se reproche d'avoir un peu trop négligés. Mais ce qu'elle croit être une distraction prend bientôt le cachet d'une véritable passion qui ne tarde pas à dégénérer en une monomanie parfaitement caractérisée. Madame R*** se croit une sainte, s'entoure d'une foule de livres de piété qu'elle porte pour la plupart avec elle, se revêt d'un costume monastique qu'elle couvre de chapelets, de croix, de reliques, distribue à tout venant des bénédictions, et fait à tous ceux qui l'entourent la remise entière de leurs péchés, et leur ouvre les portes du ciel; elle reste un an dans cet état sans qu'on songe à combattre ses idées. Son fils, ayant eu occasion de venir la visiter, est effrayé de sa position; mais n'osant prendre sur lui de la contrarier, il se décide à la conduire chez moi. Je n'hésite pas un seul instant à attaquer de front les idées de madame R***, et malgré les cris, les imprécations, je lui enlève successivement tous ses livres, toutes ses images, et la mets sans cesse dans une position qui lui démontre clairement qu'elle n'a pas la puissance céleste dont elle se dit la dépositaire. En moins de deux mois sa monomanie disparaît, et elle retourne chez elle parfaitement guérie. Si j'avais administré la douche à madame R*** toutes les fois qu'elle chantait avec le chœur des anges, qu'elle prétendait voir, et qu'ensuite je lui eusse enlevé ses livres et les autres objets sur lesquels s'exerçait son délire, j'aurais pu attribuer à cette douche, dans sa guérison, le rôle important que M. Leuret lui fait jouer dans le traitement de M. Théodore. Mais ne l'ayant pas employée, je suis nécessairement en droit de conclure que notre confrère aurait pu s'en passer comme moi, et que son malade n'en aurait pas moins guéri.

Jusqu'ici, je me suis borné à démontrer que le système d'intimidation, mis à exécution au moyen de la douche, ne pouvait pas avoir les résultats avantageux que M. Leuret lui reconnaît, et j'ai bien voulu supposer pour un instant que ce moyen n'avait par lui-même aucun danger. Mais pour peu qu'on veuille réfléchir, il est malheureusement bien évident qu'il ne peut en être ainsi.

Comment, en effet, ne pas prévoir les suites directes ou sympathiques d'un agent dont l'action se résume dans le sentiment d'une colonne de glace venant se briser sur la tête, et qui, si elle tombe sur certaines parties qu'il est impossible de garantir, comme la suture fronto-pariétale, peut frapper le cerveau d'un engourdissement qui, de l'aveu de M. Esquirol, dure quelquefois plus d'une heure? Et la réaction dont l'effet doit se faire sentir sur les poumons ou sur le foie, l'estomac et les intestins, que des liens si intimes unissent au cerveau, faut-il donc n'en tenir aucun compte? Je ne puis en conscience l'admettre, car il est à ma connaissance qu'un maniaque, chef d'une nombreuse et riche famille, soigné dans une maison de santé de Paris, y a succombé à une pneumonie positivement déterminée par une douche imprudemment administrée; qu'un autre a été saisi ailleurs d'accidens nerveux qui ont promptement dégénéré en épilepsie. Enfin, un des membres de l'Académie royale de Médecine n'a-t-il pas, en séance générale, lors de la discussion animée qui s'est élevée au sujet du mémoire de M. Leuret, cité l'exemple d'un malade qui avait succombé aux tortures de la *douche* dans le bain même où il l'avait reçue (1)?

Maintenant, peut-on calculer les effets moraux de la douche sur un malade d'un caractère irascible, les efforts emportés et tumultueux de ce malade, la colère qui peut aller jusqu'à la fureur? J'ai interrogé des personnes qui avaient été soumises à cette douloureuse méthode, et elles ne pouvaient assez m'exprimer la peine qu'excitait en elles le souvenir de cette odieuse vexation; tous ceux qui en ont fait la terrible épreuve n'en parlent qu'avec horreur, et assurent qu'après ce prétendu moyen de répression, ils étaient toujours plus emportés et plus furieux. La haine de quelques malades contre les gens de service qui exécutent cette mesure oppressive, ou contre les médecins qui l'ordonnent, est si grande quelquefois, qu'on en a entendu proférer des sermens homicides, et qu'on les a vus se livrer plus tard à des actes de vengeance qui ont eu les plus terribles résultats, ainsi que l'attestent l'événement dont une maison de santé du quartier du Panthéon a été, il y a quel-

(1) Séance du 6 octobre 1838.

ques années, le théâtre, et celui dont a failli être victime, ces jours-ci même, un médecin de la maison de Charenton (1). Une malade dont j'avais essayé de maîtriser le caractère altier et fougueux par une douche m'a franchement avoué que pendant plus de quinze jours elle m'avait suivi armée d'un stylet pour me punir des mesures coercitives que j'avais cru devoir employer envers elle. J'ai encore aujourd'hui, chez moi, un aliéné qui se livrait sans cesse aux actes du plus brutal emportement. Croyant pouvoir le réduire par la douche, je le fis conduire au bain et laissai tomber sur sa tête un léger filet d'eau. Il fut à l'instant même pris d'une convulsion qui me donna les plus vives inquiétudes, et me détermina à renoncer pour toujours à ce redoutable moyen. Sans doute, on a guéri quelques maniaques en leur causant une vive frayeur; mais, ici, plus qu'en toute autre circonstance peut-être, la fin ne justifie pas le moyen, car, pour un succès ou deux, combien n'est-il pas de malades qui n'ont pas guéri parce qu'on les avait réduits, par de mauvais traitemens, à un état continuel d'effroi? Aussi, quelques effets favorables qu'on doive dans quelques circonstances attendre de la crainte, la sensibilité vive du Français, et sa réaction violente contre tout abus de la force,

(1) Voyez le *Journal des Débats* du 20 janvier 1839.

contre tout usage révoltant du pouvoir, alors même qu'il ne conserve plus qu'une faible lueur de raison, ne doivent-elles pas prescrire en sa faveur les formes de répression les plus douces et les plus conformes à son caractère? Quels mouvemens fougueux, ou, plutôt, quels accès de rage et d'indignation n'ai-je pas vus éclater parmi certains aliénés, lorsque d'imprudentes gens se faisaient un jeu de les provoquer; et combien de fois, dit Pinel, n'est-il pas arrivé dans les hôpitaux que, par de sottes railleries des infirmiers ou leurs grossièretés brutales, des aliénés calmes et en voie de guérison retombaient dans des accès de fureur, après des actes de violence et de simples contrariétés déplacées!

Au contraire, des aliénés transférés d'autres lieux et désignés à leur arrivée comme tres-emportés et très-dangereux, parce qu'ils avaient été exaspérés par de mauvais traitemens, semblent tout-à-coup prendre un naturel opposé lorsqu'on leur parle avec douceur, qu'on compâtit à leurs maux, et qu'on leur donne l'espoir consolant d'un sort plus heureux; la convalescence fait ensuite des progrès rapides sans aucun autre artifice; en voici une preuve.

Madame M*** vint en 1833 me consulter pour son fils alors retenu comme aliéné dans la maison de ***; elle me le dépeignit comme un fou dangereux dont il était impossible de maîtriser la fureur, me fit en même temps un tableau affreux des actes de violence auxquels il était en butte, et me demanda si je voulais le recevoir chez moi et me charger de son traitement.

J'acceptai, et muni de pleins pouvoirs je me rendis à ***; je fus frappé de l'aspect effrayant et misérable de cet infortuné jeune homme dont les membres se raidissaient en vain contre les liens dont son corps était de toute part garrotté. Je prononçai mon nom et lui demandai s'il me connaissait. Sur sa réponse affirmative, je lui dis que je venais constater son état et lui reprocher ses actes de fureur, « Je suis quelquefois furieux, c'est vrai, Monsieur, me répondit-il avec calme; mais je vous jure sur l'honneur que je n'ai jamais porté le premier coup, car je suis le plus ordinairement réduit à me défendre. » Ces paroles me frappèrent; voulant mieux le juger, je priai qu'il fût délié, rasé et habillé. Je me crus alors assez sûr de moi pour lui dire : « Si vous me donnez votre parole que vous serez tranquille, je vous emmène chez moi; mais n'oubliez pas que si vous manquez à votre parole et abusez de ma confiance, vous recevrez à l'instant même le châtiment le plus sévère. » Il me promit d'être tranquille, et je le conduisis sans résistance chez moi, où un traitement opposé eut les suites les plus heureuses, puisqu'il sortit parfaitement guéri.

On se tromperait grandement si de ce que je viens de dire on se croyait autorisé à conclure que je repousse l'intimidation dans le traitement de la folie. Personne plus que moi peut-être ne sent la nécessité d'inspirer aux maniaques une crainte salutaire et le besoin impérieux d'exercer sur eux un ascendant irrésistible, d'agir en toute chose à leur égard sous les apparences d'une détermination imposante et courageuse : quelqu'égaré que soit un fou, il est rare qu'il ne reconnaisse pas sa faiblesse et que l'instinct de sa conservation ne le porte pas à chercher un appui. Présentez-vous à lui avec un extérieur grave, un regard fixe, des paroles énergiquement prononcées, il croira avoir rencontré cet appui, et passera facilement envers vous de cette espèce de fascination à la confiance, de la confiance au respect, et du respect à une soumission aveugle. Mais n'oubliez pas que, pour rendre solides et durables les effets de cette crainte, ce sentiment doit s'allier avec celui de l'estime, à mesure que la raison reprend ses droits. Ce qui suppose que la répression n'a jamais porté le caractère de l'emportement ou d'une rigueur arbitraire, qu'on n'a employé pour vaincre la pétulance indocile de l'aliéné qu'une force proportionnée au degré de résistance; qu'on a été dirigé, en un mot, par le sincère et unique désir de le ramener à lui-même, comme le prouve, immédiatement à sa convalescence, une explication franche et amicale. Voilà comment j'entends l'intimidation, voilà comment je l'exerce. Pour moi ce n'est pas un traitement, mais le moyen le plus sûr de disposer un malade à recevoir avec efficacité les soins particulièrement appropriés à son état.

Que les médecins qui douteraient de la possibilité d'exercer l'intimidation, de manier cette arme importante et de tirer d'elle toutes les ressources qu'elle peut offrir, sans appareil de terreur et sans rigueur corporelle, se présentent à Montmartre; ils seront promptement convaincus de cette possibilité en voyant trente et quelquefois quarante malades, régulièrement admis à ma table, observer en ma présence le calme le plus parfait et le maintien décent que prescrivent les plus rigides convenances.

Cette manière, que je ne saurais trop recommander, de vivre continuellement avec les malades pour les surveiller sans cesse, me donne sur eux un si grand ascendant que ma voix suffit ordinairement pour rappeler à l'ordre les plus indociles, quelque furieux qu'ils puissent être.

Dernièrement, un malade qui est encore chez moi est saisi d'un violent accès au bain; il cherche à s'enfuir et résiste à six domestiques qui veulent maîtriser sa fureur. Je parais à l'instant même: il s'arrête, devient calme et se laisse conduire au bain, d'où il s'était si brusquement échappé.

Je le dis parce que c'est la vérité : on est trop souvent porté à regarder les maniaques comme des êtres incapables d'avoir d'autres sentimens que ceux que leur suggère le sujet habituel de leur délire. Erreur fatale, qui a retardé les progrès du traitement moral en portant à employer des rigueurs physiques pour obtenir d'eux ce qu'on eût sans peine obtenu par des moyens plus doux, puisés dans l'étude de leur caractère et la connaissance approfondie de la direction qu'il imprime à leurs goûts, à leurs sentimens dominans! Deux ou trois faits rendront cette vérité plus sensible que tous les raisonnemens.

En 1832, un jeune homme habitant une ville du midi de la France, d'un caractère vaniteux, mais d'une intelligence supérieure et d'une éducation distinguée, se livre à des opérations industrielles qui exigent de longues combinaisons, de pénibles travaux, et dans lesquelles il engage une partie de sa fortune; mal secondé, trompé même par les personnes qui l'entourent, il reconnaît que, loin de réaliser les immenses bénéfices sur lesquels les calculs les plus sagement établis lui permettaient de pouvoir raisonnablement compter, il marche à une perte certaine. Désolé de cet insuccès, honteux, surtout, de savoir son nom compromis, il tombe dans un état de mélancolie qui dégénère bientôt en délire furieux, avec une tendance au suicide dont il fait deux tentatives. On l'arrête et on croit mettre un terme à sa fureur en lui jetant des seaux d'eau froide sur la tête, en le garrottant et en lui infligeant de rigoureuses répressions corporelles; mais on ne fait que l'irriter davantage. Enfin, on le conduit chez moi après huit jours du plus pénible voyage. Aux plaintes qu'il m'adresse sur la brutalité de moyens auxquels on l'a soumis, je n'hésite pas à croire qu'une conduite différente aurait sur lui la plus heureuse influence et calmerait sa fureur. Je cherche à gagner sa confiance et lui offre de le débarrasser des liens qui l'étreignent douloureusement s'il me promet d'être tranquille et de ne se livrer à aucun acte d'emportement. Sur sa promesse formelle je le fais délier et ne laisse auprès de lui que deux domestiques intelligens, chargés d'exercer sur lui la surveillance la plus active, mais dégagée de tout acte qui pût l'humilier. Cette condescendance de ma part m'acquiert toute sa confiance, et il s'observe tellement, que peu à peu toute surveillance devient une simple précaution, mais non une nécessité. Enfin, admis dans mon intérieur, il y reçoit les témoignages du plus vif intérêt, dont le rendaient à la fois digne les souffrances qu'il avait endurées et sa brillante éducation; et en peu de temps il fut en état de faire, accompagné du docteur B., un long voyage dont il est revenu guéri.

Voici une observation qui confirme le même principe :

Le docteur L*** accompagnait comme médecin un maniaque, fils d'un ancien général, jeune homme d'un excessif orgueil, d'un caractère fougueux et irascible. Après avoir parcouru dans des luttes continuelles l'Allemagne, la Suisse et l'Italie, ils vinrent en 1831 se fixer à Montpellier. Le docteur L***, ayant jugé qu'une saignée était nécessaire à son malade, lui signifia d'une manière formelle qu'elle lui serait pratiquée le lendemain même. Le malade refusa de s'y soumettre. Le médecin savait par expérience qu'une concession dans cette circonstance détruirait l'ascendant qu'il avait sur lui, et sans lequel il eût été impossible de mettre un frein à ses goûts bizarres et à ses passions désordonnées. Il entre à l'heure dite dans sa chambre, accompagné de deux hommes vigoureux qui en moins d'une minute rendent toute résistance impossible : « Vous voyez, dit le médecin, qu'en toute chose je suis le maître et qu'il ne tient qu'à moi de vous saigner, mais vous êtes homme d'honneur, donnez-moi votre parole que demain vous ne ferez aucune opposition, et ces deux hommes vont à l'instant même partir. Flatté de cet appel fait à son honneur, le malade promit et tint si bien sa parole, qu'il prépara lui-même, le lendemain, les objets nécessaires à l'opération, et reçut avec politesse le chirurgien qui la pratiqua.

Autre fait : Une jeune femme perd son mari la première année de son mariage, et tombe dans une mélancolie dont rien ne peut l'arracher. Conduite chez moi, elle refuse toute nourriture. Tous les moyens capables de vaincre la résolution qu'elle a prise de ne pas manger ayant été vainement essayés, j'allais peut-être moi-même, dans cette circonstance extrême, sacrifier à l'opinion que ce mémoire est destiné à combattre, lorsque j'appris que cette malade était choquée des importunités d'un domestique qui essayait sans cesse de lui faire accepter quelque nourriture. Je lui offris alors de faire coucher ce domestique dans sa chambre, afin qu'il fût à toute heure à ses ordres si elle se décidait à manger. « Mais si j'accepte ce qu'on m'offre, dit-elle, cette mesure deviendra inutile? — Oui, sans doute, » lui répliquai-je, et elle se décida à manger.

Comme on le voit, le docteur L*** et moi avons obtenu, lui en flattant la vanité de son malade, moi en inquiétant la pudeur de la mienne, ce qu'on n'eût peut-être pas arraché par la douche et toutes les rigueurs corporelles dont ce moyen ne sera que le prélude obligé pour le médecin qui aura le fatal courage d'entrer dans cette périlleuse voie.

Quant au délire aigu (manie fébrile), vouloir le faire cesser par des rigueurs corporelles serait prouver qu'on ignore que c'est bien moins la violence des symptômes qu'une apparence trompeuse de calme, qui doit faire craindre des suites graves; l'expérience n'a-t-elle pas appris que les ACCÈS, marqués par les écarts les plus emportés et les plus tumultueux, diminuent en général d'intensité par degrés, et finissent par s'éteindre s'ils sont peu anciens et traités d'une manière judicieuse? Qu'un aliéné, maîtrisé par une fureur aveugle, se livre sans relâche à des cris perçans et à des menaces, qu'il ne cesse de s'agiter sans prendre un seul moment de repos, qu'il brise et déchire tout ce qui tombe sous sa main, l'observation apprend que ce qu'il y a de mieux à faire, c'est de l'abandonner à son effervescence tumultueuse, de n'user que du degré de répression qu'exige sa sûreté personnelle et celle des autres, ce qui se pratique par une simple camisole; de se garder de l'exaspérer par une dureté déplacée ou des propos outrageans, de lui sauver tout sujet réel de mécontentement ou de colère, d'éviter tout refus sèchement exprimé, toute réponse dure quand il sollicite à contre-temps d'être mis en liberté; mais de différer sous des prétextes plausibles, et surtout de profiter des intervalles de calme pour le faire promener, et le conduire insensiblement à des occupations sérieuses, quelquefois même à des travaux manuels pénibles: « On se familiarise d'autant plus avec ces principes simples et avoués par l'expérience, que certains aliénés, tombés dans une sorte d'imbécillité par l'abus extrême des saignées (ou une terreur continuelle), sont guéris lorsqu'il vient à s'exciter en eux une sorte de délire de quinze ou vingt jours, ou plutôt une manie aiguë ou critique. »

Une seule raison pourrait, peut-être, excuser à mes yeux l'extension pénible donnée à la méthode de l'intimidation : ce seraient les insurmontables difficultés que rencontreraient peut-être les médecins dans les hôpitaux pour appliquer au traitement de la folie la médecine morale, qui demande un temps et des moyens qui ne sont pas toujours à leur disposition. M. le Rapporteur chargé de rendre compte à l'Académie du mémoire de M. Leuret reconnaît formellement cette impossibilité, qui pour moi n'est cependant pas démontrée, et il a voulu sans doute en la proclamant répondre aux objections accablantes que sa lecture avait suscitées. Quelque pénible que fût cet aveu, il fallait le faire, et provoquer une réforme de la part de l'administration des hôpitaux, mais ne pas effrayer les familles, déjà si inquiètes, des malheureux aliénés, en donnant à croire que la science pour eux en est réduite à des traitemens copiés sur ceux des temps d'ignorance et de barbarie, tandis que le traitement moral de la folie n'a jamais joui d'un plus grand éclat, c'est-à-dire, qu'il n'a jamais obtenu autant de succès qu'il en compte aujourd'hui.

Enfin, pour me résumer nettement et enlever aux partisans des rigueurs corporelles jusqu'à la possibilité de se retrancher dans le faux-fuyant du juste-milieu, en soutenant qu'ils ne donnent pas à cette méthode toute l'extension et l'importance que je prétends qu'ils lui accordent, je leur poserai ce dilemme : De deux choses l'une, ou vous ne conseillez l'intimidation, et les pénibles moyens qu'elle entraîne communément avec elle, que comme une ressource accessoire à laquelle la nécessité force quelquefois d'avoir recours, surtout dans les hôpitaux; ou vous la proposez comme moyen fondamental, comme base du traitement de la folie. Dans le premier cas, vous ne faites que répéter ce qu'on trouve dans tous les livres écrits sur la folie; dans le second, vous niez que le traitement de cette maladie doive avant tout être moral; vous arrachez alors un des plus beaux fleurons de la couronne scientifique de Pinel; vous avancez, en un mot, une opinion que repoussent avec indignation la raison et l'esprit philantropique de notre époque, et que ne sanctionnent ni votre expérience, ni celle de vos confrères.

ACADÉMIE ROYALE DE MÉDECINE.

RAPPORT.

Dans la séance du 19 mars dernier, vous avez chargé mon respectable maître, M. Esquirol, et moi, de vous rendre compte d'un manuscrit que vous adressait M. Blanche : voici à quelle occasion.

Dans le mois d'août de l'année dernière, M. Leuret avait lu à cette tribune un premier mémoire sur le traitement moral de la folie. Il y rapportait plusieurs cas de guérison obtenue par une méthode que l'on pourrait appeler méthode d'intimidation, méthode mixte, entremêlée de moqueries, de reproches, de nuances, de douleurs physiques, puis de soins et d'égards ; méthode par laquelle on arrache, pour ainsi dire, de vive force au malade, et contre sa conviction, le désaveu de ses idées, afin de le conduire à en reconnaître plus tôt ou plus tard le désordre et l'extravagance : c'est une sorte de *compelle intrare* dont M. Leuret, il faut l'avouer, s'est servi avec beaucoup d'habileté. Les conclusions violentes et pourtant solides ne se font peut-être pas autrement : on dit d'abord par force ce qu'on dit ensuite par conviction.

Dans une séance ultérieure, M. Leuret a lu un second mémoire où il raconte avec détail par quelle route singulière il a ramené à la raison un malheureux préoccupé, depuis longues années, des croyances les plus absurdes et des plus bizarres prétentions : malade attaqué vivement et de front par M. Leuret, humilié, harcelé, tourmenté sans relâche, faisant des concessions et des promesses, les regrettant, les retirant; puis repris, contredit, mis en opposition avec lui-même, et serré, pour ainsi dire, sous les étreintes de sa parole d'honneur; passant ainsi d'engagement en engagement, applaudi quand il était fidèle, encouragé, affermi, protégé, jetant quelquefois les yeux en arrière et soupirant après cette vie purement animale dont il goûtait les délices à Bicêtre; traité alors comme un relaps, gourmandé comme un ingrat, ramené par un mélange de rudesse et de bonté au respect qu'il se doit à lui-même, et trouvant enfin dans le calme et la bienséance d'une honnête situation le prix de tant de tribulations et de sacrifices.

Il me semble voir un navire battu par la tempête, mais qui, conduit par un pilote expérimenté, jette successivement son bagage à la mer, et rentré ainsi délesté dans le port, mais sain et sauf, et prêt à partir pour de plus heureux voyages.

Telle est, Messieurs, l'histoire abrégée du dernier malade dans le traitement duquel M. Leuret a déployé tout ce qu'on peut imaginer de sagacité, de persévérance et de ressources d'esprit.

Ces deux mémoires ont fait grand bruit dans le monde médical: le premier, jugé favorablement (comme il devait l'être) par MM. Esquirol et Ollivier d'Angers, a reçu les honneurs de l'impression; il fait partie du septième volume de vos Mémoires; le second est resté dans vos archives, et c'est surtout celui-là qui a excité l'attention de M. Blanche, et l'a porté à rédiger le manuscrit dont vos commissaires ont maintenant à vous entretenir.

Le principal motif de M. Blanche a été la crainte, assurément fort juste, de voir les esprits prendre feu tout d'abord pour la méthode de M. Leuret, et la considérer d'une part comme une méthode toute nouvelle, de l'autre comme une méthode fondamentale et absolue.

Sur ces deux points, il se peut que quelques médecins soient en effet tombés dans une telle exagération; mais cette double exagération, laquelle serait à la fois une erreur et un danger, cette exagération, M. Leuret l'a-t-il partagée? l'a-t-il autorisée? Non sans doute : il a trop de lumières sur le premier point pour ignorer que la méthode de rigueur et de répression a été préconisée de très-bonne heure par l'ancienne médecine. Celse en a reconnu la nécessité. On en voit des exemples dans Boerhaave et, plus récemment, dans les écrits d'un de vos commissaires; on l'a pratiquée en Angleterre et en Ecosse.

Elle était en France, avant l'excellent Pinel, la seule que l'on suivît dans les hôpitaux, et là elle était abusive et cruelle comme elle l'est dans les *Mille et une Nuits*, car ce livre est moins un recueil de contes qu'une fidèle image des mœurs de l'Orient. Il y a peu d'années, le médecin qui traitait les aliénés à Bicêtre fit infliger le châtiment dont on punit les enfans indociles à un grand garçon de vingt-six ans, fort, gros, coloré, mais dominé par la paresse, à ce point que, pour s'épargner un déplacement de quelques pas, il lâchait ses ordures dans son haut-de-chausses. Avant d'en venir à cette extrémité, le malade fut bien averti; et si la verge intervint, c'est qu'il le voulut. Il a depuis avoué qu'à chaque coup de verge il sentait comme de grosses écailles qui lui tombaient des yeux. Il ne pouvait revenir d'une si longue habitude de malpropreté. Dès ce moment, il fut guéri sans retour: ce que n'avaient pu faire la raison, les avertissemens, les prières, un petit faisceau de baguettes le fit. Il n'est donc pas vrai que dans le traitement de l'aliénation il faille absolument exclure l'action de la douleur ni l'action de la crainte et de la honte qui en sont la suite ; mais la douleur physique, mais les pénibles sentimens qu'elle fait naître, veulent être maniés, comme les poisons, avec beaucoup de réserve et d'adresse : il n'est dans tout cela de règles pour le médecin que celles que lui suggèrent d'heureux à-propos, de ces à-propos que ne laisse jamais échapper un jugement délicat. Or, cette délicatesse de jugement, cette finesse de tact est une qualité qu'aucun art ne peut enseigner ni transmettre : l'expérience s'étend, se perfectionne, mais ne la crée pas.

A l'égard du second point, qui est plus important, vos commissaires doivent à la vérité de déclarer qu'en communiquant à l'Académie ses deux mémoires, M. Leuret n'a voulu qu'exposer des faits, et non fonder une doctrine. Il reconnaît lui-même à la fin du premier mémoire qu'il est des aliénés dont la maladie serait exaspérée par ce même traitement dont il a énoncé les résultats : d'où il suit que, à ses yeux comme aux yeux des connaisseurs, la méthode qu'il a mise en pratique, loin d'être une méthode générale et exclusive, ne serait tout au plus qu'un procédé heureusement approprié à certains cas particuliers, et applicable seulement aux cas similaires ; encore, n'oserait-il répondre, vu l'extrême diversité des organisations, que cette similitude entre les cas fût plus réelle qu'apparente, et que les succès obtenus dans celui-ci ne fussent point démentis dans celui-là.

Cela posé, il est visible que les remarques critiques proposées par M. Blanche ne s'adressent plus à M. Leuret, mais aux personnes qui, emportées par je ne sais quelle précipitation, seraient tentées de faire dire à M. Leuret plus qu'il n'a dit lui-même, et de tirer de ses mémoires des inductions qu'ils ne comportent pas. Ainsi ramenées à ceux pour qui elles ont été faites, les objections de M. Blanche sont, on ne peut le nier, pleines de justesse et de raison : c'est une vérité incontestable que l'idée qui a conduit M. Leuret n'est pas une idée nouvelle, et que prendre une telle idée pour base d'une doctrine générale serait un malheur pour les médecins et pour les malades. S'il est un genre d'affection où les élémens dont elles se composent se prêtent à des milliers de combinaisons diverses pour constituer autant d'espèces en nombre infini, ce sont les aliénations, ce sont les troubles qui déconcertent nos idées et les perversions qui dénaturent nos sentimens. Dans cette prodigieuse multitude d'altérations, chaque espèce, comme chaque caractère dans l'éducation, forme un individu qui, pour être heureusement conduit, veut des moyens tout singuliers, veut une méthode toute spéciale. Il faut donc ici autant de méthodes qu'il y a d'espèces distinctes, ce qui est dire que toute méthode générale est inadmissible. Il est, en effet, des aliénés qui guérissent uniquement par le repos et par la nourriture, ceux-là nous arrivent en foule de la ville et des hôpitaux; malheureux dont la faim et son triste cortége, la souffrance et la crainte de l'avenir ont dérangé la raison, et qui, trouvant à la Salpêtrière, par exemple, ce qu'ils n'ont pas chez eux, des aliments, se rétablissent à vue d'œil; il en est qui guérissent par un regard du médecin, par un de ses gestes, par une de ses paroles; il en est même qu'il feint de négliger et dont cette négligence apparente commence la guérison; il en est même que guérit le simple déplacement qui les fait passer d'une salle dans une salle toute voisine : ici que ferait la sévérité? que ferait-elle? que ferait l'intimidation sur les hallucinés, sur ceux qu'obsèdent des sons étranges, des voix, des paroles, des phrases, des discours, ou des sensations intérieures insolites, de mouvement, de déchirement, qui réveillent dans leur esprit des images et des croyances corrélatives, et qui rapportent ce qu'ils éprouvent à des bataillons qui manœuvrent dans leurs entrailles, ou à des griffes de chats dont ils supposent qu'ils sont gros? Arracher à ces infortunés, par la douleur, l'aveu qu'ils ne sentent pas ce qu'ils sentent, qu'ils n'entendent pas ce qu'ils entendent, c'est leur arracher un mensonge, et ce mensonge, qui les avilit à leurs propres yeux, les remplit pour vous de mépris et de haine; et comme ils ne sont point aliénés par leurs hallucinations, mais par les fausses idées qu'ils y attachent, attaquer ces idées pour les détruire, les combattre par des arguments et par la violence, afin de ramener le malade au seul sentiment de ses impressions intérieures, le plus souvent c'est ne rien faire que l'aigrir par des tourments nouveaux. Que par l'intimidation vous abattiez les joies insensées qui transportent certains aliénés, ou les fumées de vanité et les emportements d'orgueil dont quelques autres sont comme enivrés, fort bien; vous réussirez sur des tempéraments que leur mollesse rend flexibles; mais gardez-vous de jouer avec une telle arme à ces sujets secs, ardens, irascibles, que vos tentatives pousseraient au désespoir et à la fureur. D'un autre côté, comment essayer l'intimidation sur des sujets plongés dans une tristesse profonde, dans cette sorte de mélancolie que j'appelle instinctive, parce qu'elle est sans motifs raisonnés, ou même dans cette mélancolie que l'on pourrait appeler raisonnée, parce qu'elle est liée à des souvenirs, à des jugemens, à des vues de l'esprit : état digne de pitié, où le malade s'effarouche de tout, où il se croit environné de piéges, d'ennemis cachés, de gendarmes prêts à le saisir, d'assassins prêts à le frapper? Est-ce par l'intimidation qu'on eût délivré Pascal de sa frayeur habituelle, ou qu'on eût délivré tel ou tel suicidé de l'invincible penchant qui les a subjugués? Enfin, que produirait une action de cette nature sur les femmes dont la raison se trouble par le seul fait de la grossesse ou par les accidens qui succèdent aux couches?

Il faut le reconnaître, cependant; au défaut d'une doctrine proprement dite, il est dans le traitement des aliénés deux choses que l'on ne doit jamais perdre de vue : je veux dire un précepte et une maxime. Le précepte est de favoriser le renouvellement de l'organisation, en tenant ouvertes toutes les portes excrétionnelles, et en portant dans l'économie des matériaux appropriés de composition : précepte dont les développemens seraient immenses, et feraient trop voir dans quel dénuement se trouve à cet égard la médecine des hôpitaux. La maxime est de vous faire sur vos malades la seule autorité qui soit digne d'eux et de vous, la seule à laquelle ils se livrent d'eux-mêmes, parce que cet abandon est le fruit de la confiance et du respect que vous leur inspirez; mais cette autorité, mais cette confiance et ce respect, vous ne l'obtiendrez que par la justice et la bonté : la justice, dont le sentiment ne meurt jamais dans le cœur des aliénés, et sur laquelle ils jugent vos moindres actions avec une finesse et une sûreté merveilleuses ; la bonté, qui n'est encore que la justice, et qui doit respirer dans tout ce que vous faites, dans tout ce que vous dites, dans les traits mêmes de votre physionomie, et jusque dans vos rudesses, jusque dans vos sévérités, de telle sorte que, quels que soient avec eux vos rapports, fussent-ils même indifférents, les aliénés ne sentent, ne voient jamais que le tendre intérêt que vous prenez à leur situation; c'est à ce prix seulement que leur cœur vous sera ouvert, que leur raison sera docile à vos conseils, et leur volonté soumise à la vôtre ; tandis qu'adopter à leur égard un système de conduite où domine la rigueur, c'est se préparer le plus cruel mécompte. Mal comprise par vos auxiliaires et vos élèves, cette rigueur dégénère bientôt en barbarie. Une violence échappe, et, dès ce moment, tous les liens sont rompus, vous n'êtes plus pour le malade révolté qu'un objet de dégoût, d'aversion, et quelquefois de vengeance; voilà pourquoi ce système, proscrit, au grand honneur de l'humanité, par le sage Pinel, l'est encore aujourd'hui par tous les médecins faits pour comprendre et pour imiter cet excellent homme.

En conséquence, tout en rendant une éclatante justice au talent dont M. Leuret a fait preuve, vos commissaires n'hésitent point à se prononcer en faveur des vues thérapeutiques que M. Blanche a soumises à votre examen. Nous avons l'honneur de vous proposer :

D'adresser des remercîments à M. Blanche, et

d'insérer dans votre Bulletin un extrait raisonné de son mémoire.

Signé : **Esquirol.**

Pariset, *rapporteur.*

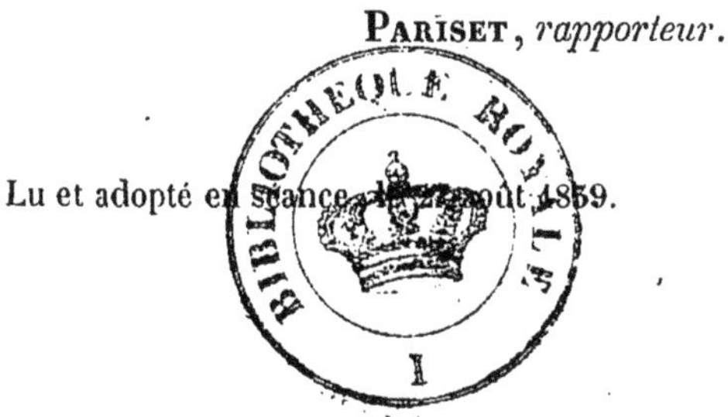

Lu et adopté en séance du [illegible] août 1839.

www.ingramcontent.com/pod-product-compliance
Ingram Content Group UK Ltd.
Pitfield, Milton Keynes, MK11 3LW, UK
UKHW022137190726
13855UKWH00003B/1194

9 782012 862616